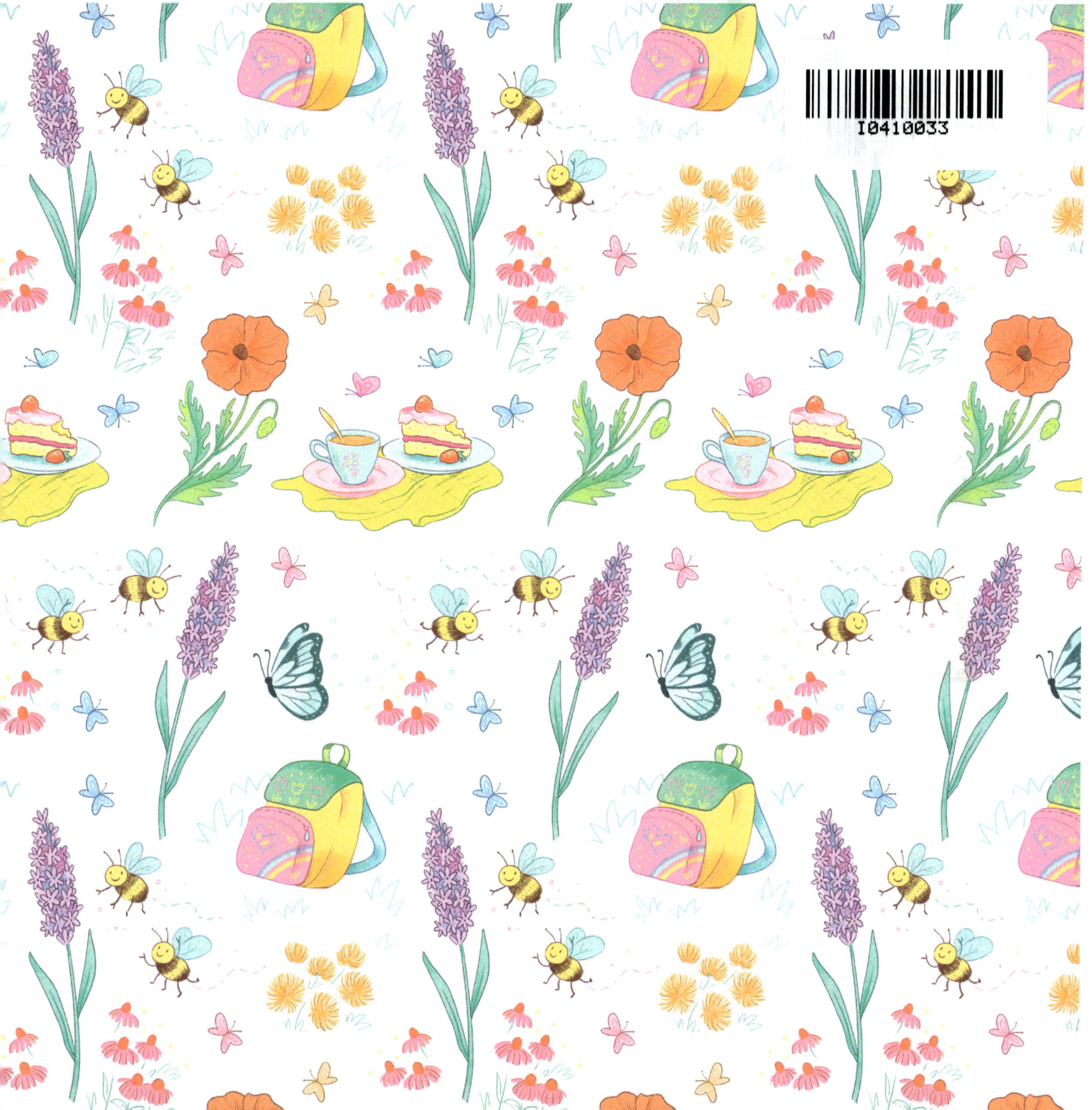

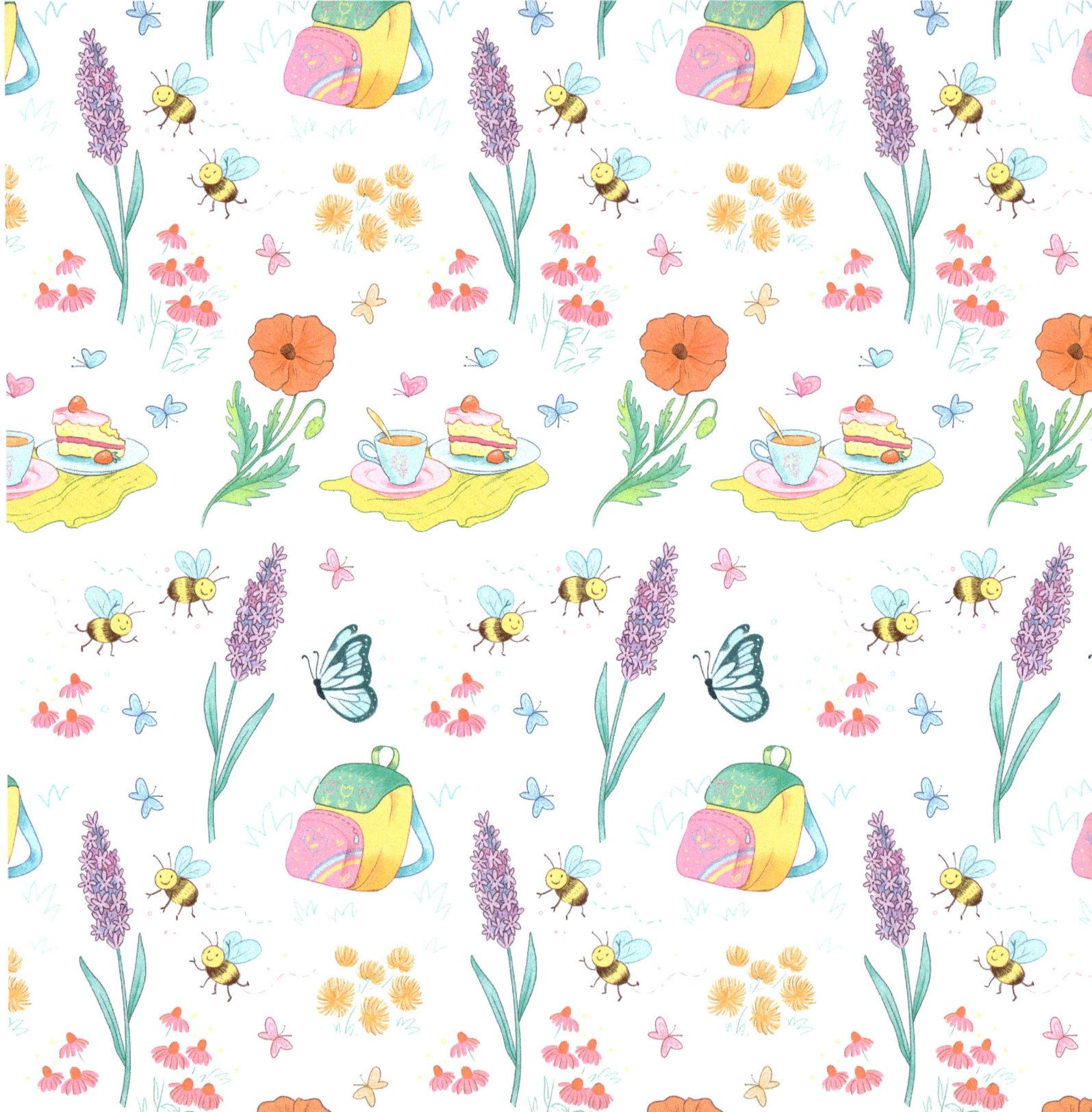

Dedicato a Valentina

Storia ideata e scritta da Laura Gargiulo
www.lauryn.it
Illustrazioni di Sara Michieli
www.saramichieli.com

Stampa di Lulu.com

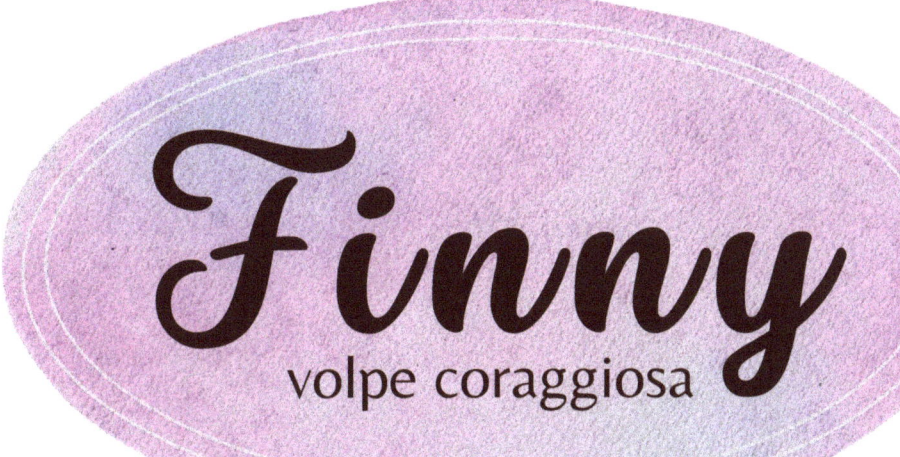

Questo libro è di:

_____

Questa è la storia di Finny, una piccola volpe di 5 anni, che per le volpi è una bella età!

Fisicamente era grande come un'adulta, ma con il cuore era ancora **un po' "piccola"** perché si allontanava poco dalla mamma e dal papà.

Allo stesso tempo però era già molto **intelligente e coraggiosa**, solo che lei ancora non lo sapeva.

Finny viveva in un **bosco** al confine con una piccola cittadina molto tranquilla, ma questo lo sapeva solo perché glielo dicevano la mamma e il papà che di notte ci andavano per racimolare qualche avanzo del **cibo degli umani** che trovavano nei cassonetti dei rifiuti.

Finny infatti non si era mai avventurata nella cittadina, aveva molta paura e **piangeva** al solo pensiero che un giorno avrebbe dovuto andarci da sola.

Ma mamma volpe sapeva che prima o poi lo avrebbe fatto comunque perché era una **volpe coraggiosa**, e le lasciò i suoi tempi per aspettare che si sentisse **pronta e curiosa**.

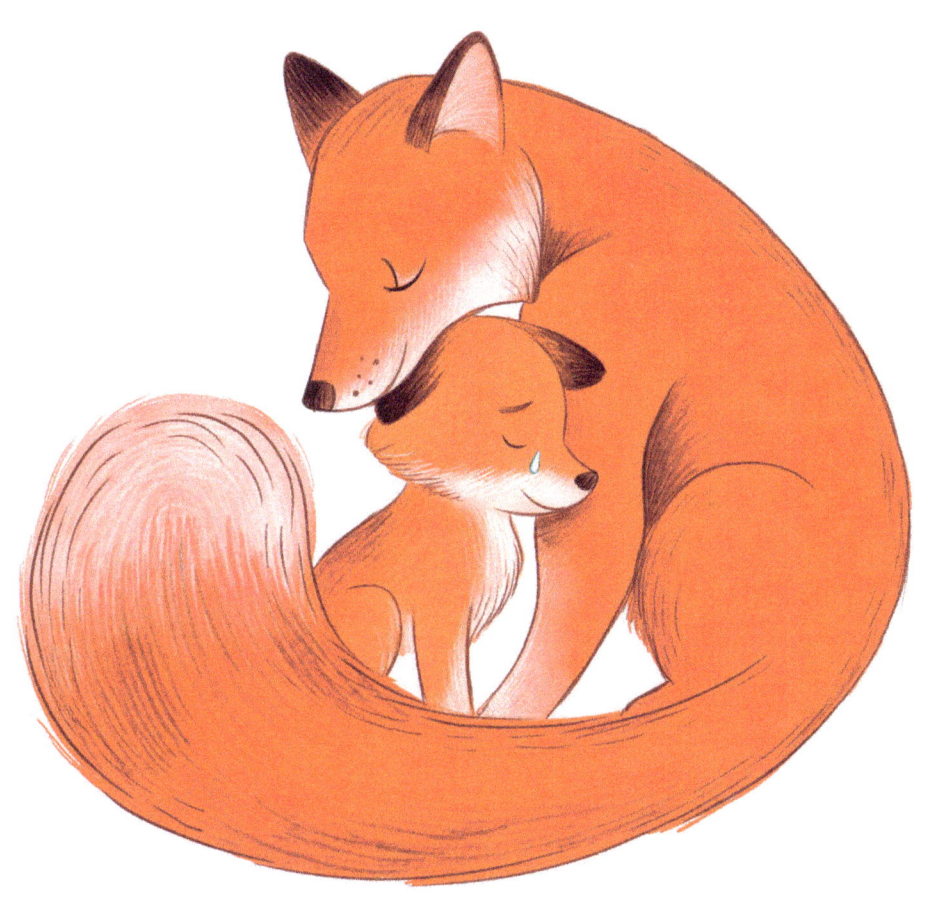

Finny un giorno di primavera stava giocando con il suo amico Paddy, **ruzzolando felice** fra i cespugli, quando si ritrovò a pancia in su in un giardino pieno di **fiori viola.**

"Wow" disse, "non avevo mai visto nel bosco questi fiori così, e questi bombi li adorano proprio, chissà come si chiamano.

Era **curiosa**, per niente spaventata, e osservò la facciata della casetta. Mattoncini marroni e cornici bianche, **finestre bianche** a quadretti, e due occhi che la fissavano...due occhi?

"Aspetta, ma quello è un essere umano?
E' così...carino!"

Gli occhi che la fissavano erano quelli di una graziosa bimba di 9 anni, che era una bella età per una bambina!

Un'età in cui si è **ancora piccoli** ma si comincia a **scoprire il mondo** anche senza la presenza dei genitori.

Mary aveva una **grande sensibilità** e al tempo stesso era anche **molto intelligente**, e spesso la sua sensibilità si scontrava con la sua parte più razionale.

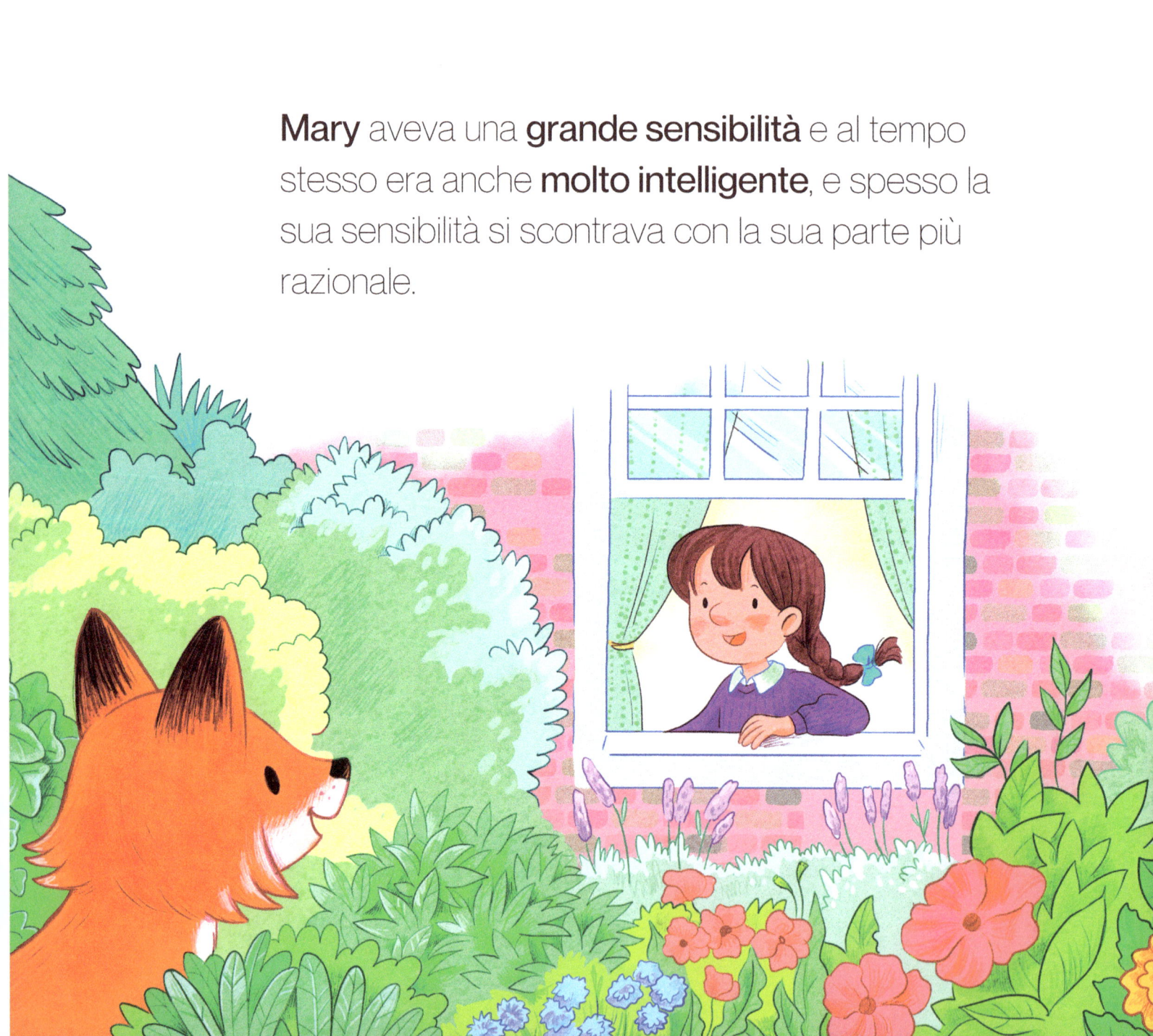

Mary guardava con meraviglia quella **stupenda piccola volpe** che era spuntata da un cespuglio ruzzolando come se stesse giocando.

E ora toh, la stava fissando a sua volta, chissà cosa pensava!

Finny era **sorpresa e curiosa** ma subito dopo si sentì **spaventata**, e ascoltò il suo istinto scappando a gambe levate dentro la foresta.

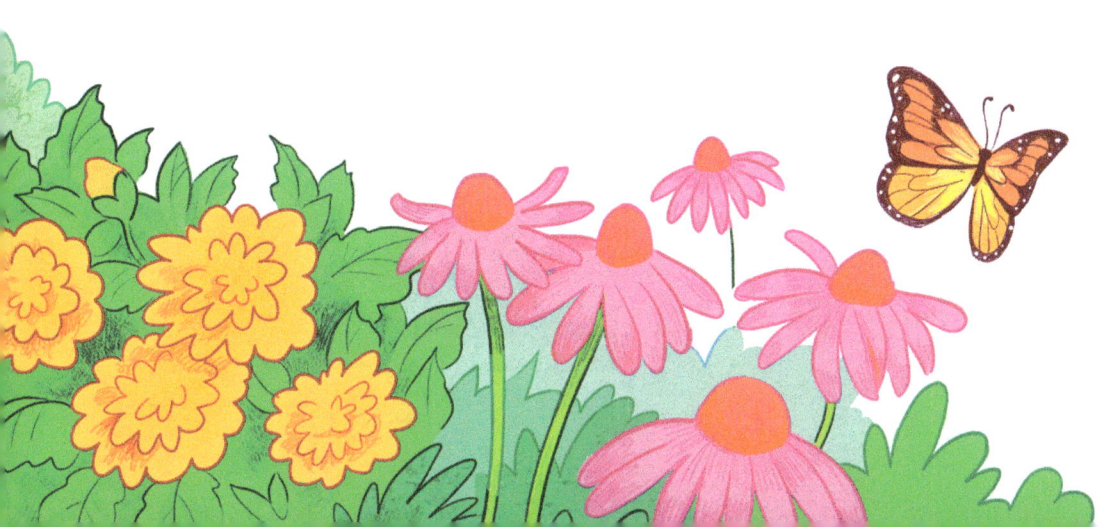

Quella notte Finny non riuscì a dormire, pensando alla graziosa bimba dagli **occhi verdi** che la fissava da quella finestra.

Chissà **cosa pensava**!
Doveva averne **paura**?
O voleva **giocare** anche lei?

In fondo le sembrava un **cucciolo umano**, non poteva avere pensieri cattivi, poteva avvicinarsi?

Il giorno dopo la prima cosa che fece fu andare proprio ai margini del bosco cercando lo stesso punto in cui era spuntata nel **giardino** di quella bimba.

Il cuore le balzava nel petto, ma il **desiderio di conoscere** quella bambina era più forte e così ogni giorno provava a fare **un passetto** più avanti fuori dalla siepe verso la finestra, dove trovava sempre quella bambina a guardarla e ora anche a **sorriderle**!

Ogni giorno rimaneva qualche minuto e poi riscappava nel bosco.

Un giorno pensò che doveva essere **più coraggiosa** e provare ad aspettare **più tempo** per vedere cosa succedeva.

Ma quando arrivò nel giardino non c'era la bimba alla finestra, non c'era nessuno...si girò intorno e rimase incantata di nuovo dal **danzare dei bombi** intorno a quei fiori viola.

"Stai guardando la **lavanda**? Ti piace?"
Una voce gentile che non aveva mai sentito prima la fece sobbalzare e si ritrovò a poca distanza dalla bambina della finestra che ora le sorrideva e la guardava **incuriosita** dalla porta che dava sul giardino.

Finny aveva il cuore che le **batteva fortissimo** nel petto, stava per scappare di nuovo quando si disse:

"Ma stai scherzando? Sei venuta qui apposta per vederla, ora parlale!".

"Ciao", disse timidamente..."io sono Finny, e tu come ti chiami?"

La bambina sorrise dolcemente e le disse:

"Mary. Lo sai che sei proprio carina?".

Finny arrossì:

"Grazie, anche tu, è per questo che sono tornata ogni giorno, **volevo fare amicizia con te!**".

"Che bello, sono contenta, era la stessa cosa che pensavo io!".

Quel giorno nacque una **bellissima amicizia**, Finny e Mary giocavano tutti i pomeriggi e **facevano merenda insieme.**

Persino i genitori di Mary si erano abituati a vederla gironzolare nel loro giardino e si fidavano della sua presenza, e così era lo stesso per i genitori di Finny, che erano **volpi sagge ma prudenti.**

Finny un giorno parlò dei suoi compagni di scuola, eh già, perché **anche le volpi vanno a scuola!**

Aspettò che Mary le raccontasse dei suoi compagni, ma invece di raccontare la bambina si intristì e cominciò a **piangere.** "

Nooo" disse Finny, "perché piangi? Ho detto qualcosa di sbagliato?".

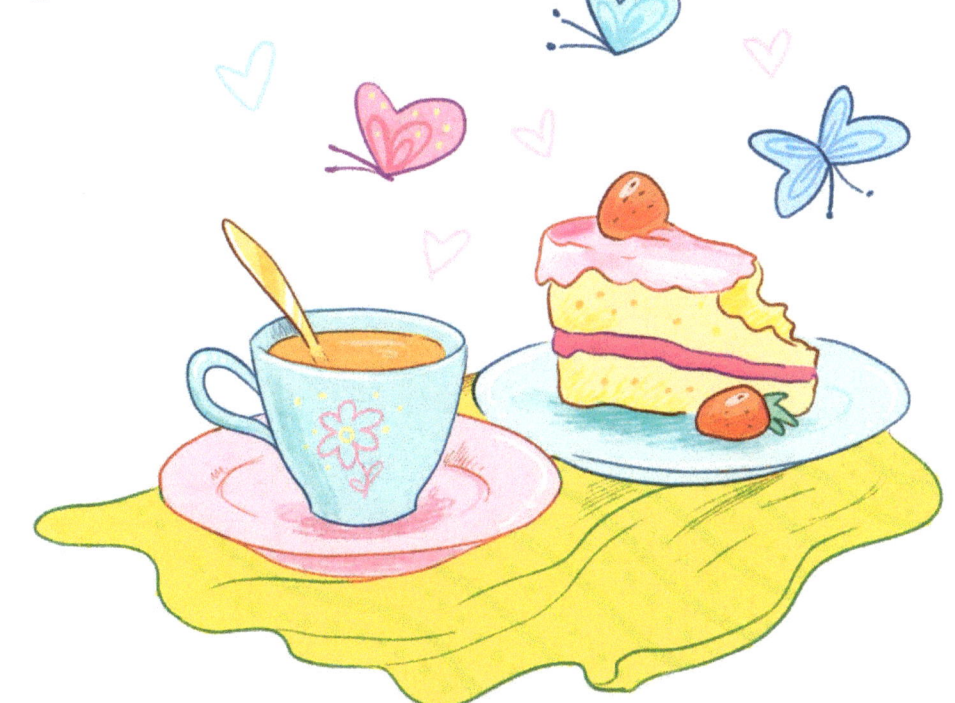

Mary provò a calmarsi e spiegò: "scusami, piango perché io **non amo andare a scuola** e piango ogni giorno, ma sapere che posso vederti al pomeriggio **mi rende felice**".

"Oh," disse Finny "mi dispiace, ma **perché non ti piace la scuola?**".

Mary disse: "Non c'è qualcosa in particolare, ma ci sono delle situazioni che mi fanno venire da piangere, poi **penso ai miei genitori e mi mancano e piango ancora più forte** e non riesco a smettere".

"Oh, mi spiace", disse Finny.

Finny la guardò negli occhi e rifletté a lungo, poi disse: "**Sai Mary, che io ero come te?**"

"Davvero?"

"Sì, io avevo **paura di uscire dal bosco**, non volevo venire qui in città, avevo paura di tutto e **piangevo sempre** solo al pensiero di dover venire qui un giorno per procacciarmi il cibo".

"Ma sei così tranquilla, non ti ho mai visto piangere!"

"E' vero, ma è perché ho ascoltato la mia **curiosità**, la mia **voglia di conoscere e di crescere, di ridere, di giocare,** e ho fatto diventare **sempre più piccola la paura** che prima mi sembrava un **gigante** nei miei incubi".

Mary le disse che era proprio **una volpe coraggiosa**, ma che lei non era capace di fare allo stesso modo.

"Io invece sono convinta che **ci riuscirai anche tu**.
Pensa a **qualcosa che ti fa ridere** e **respira profondamente**, ti si stamperà un sorriso sul volto e così mente e corpo andranno a braccetto sorridendo.
Se ti può essere utile **pensa a me!**"

Mary sorrise, Finny la faceva davvero tanto sorridere.

Promise che ci avrebbe provato.

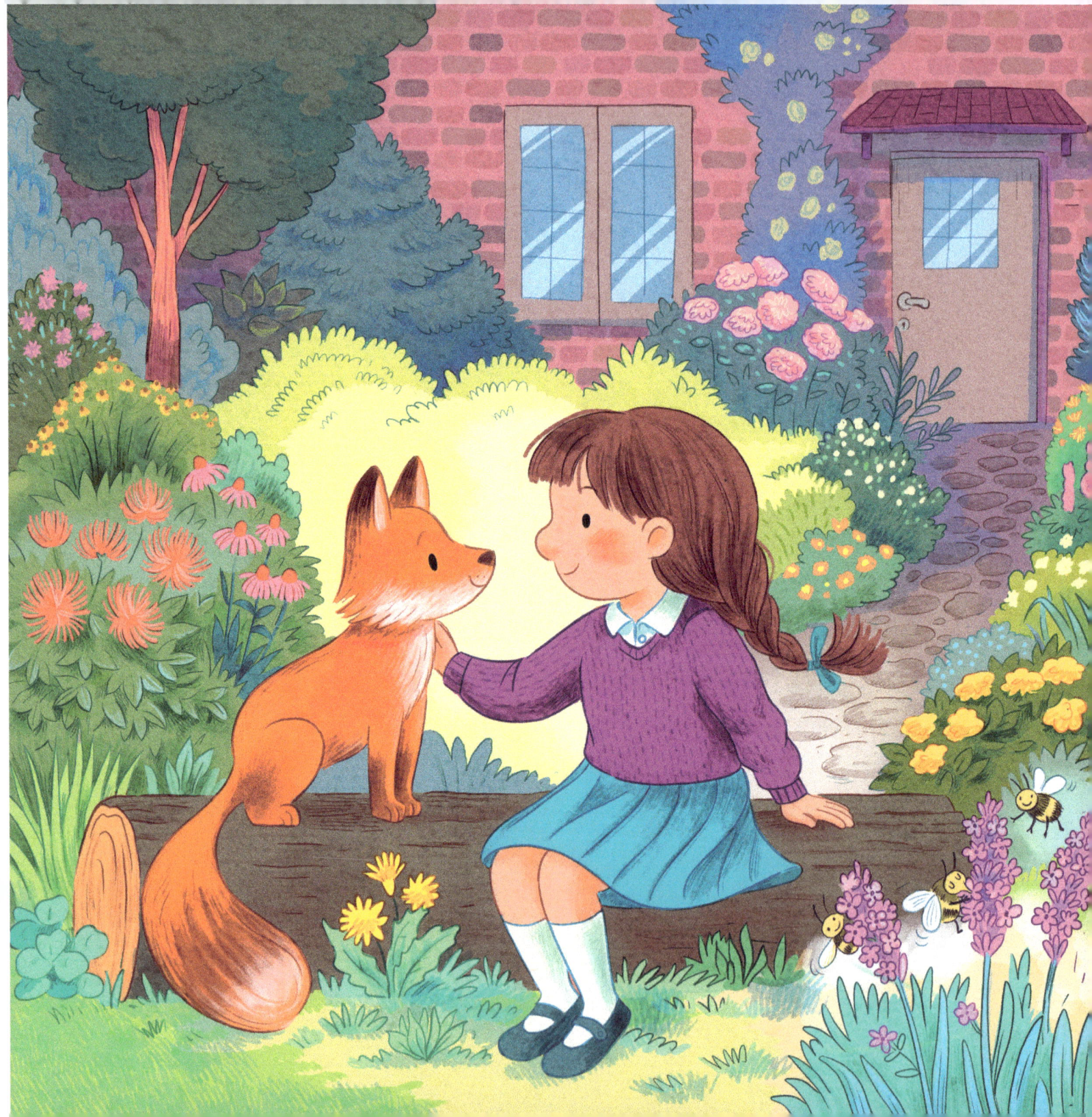

Nei giorni seguenti Mary ce la mise tutta, c'erano **giorni che erano più facili,** e **giorni meno facili,** ma alla fine aveva abituato la sua mente a **seguire i sogni del cuore** e a **mettere via la paura e la tristezza.**

Grazie a questo imparò a **divertirsi a scuola** conoscendo meglio i suoi **compagni** e trovando le giornate sempre **più curiose e divertenti.** Come aveva fatto a non notarlo prima? Forse era **troppo concentrata sui pensieri tristi** per notarlo!

Per ringraziare Finny che era stata sua amica e che le aveva dato **una grande lezione di vita**, le regalò una piantina di lavanda da tenere nel bosco nella sua casetta e furono **amiche per sempre.**

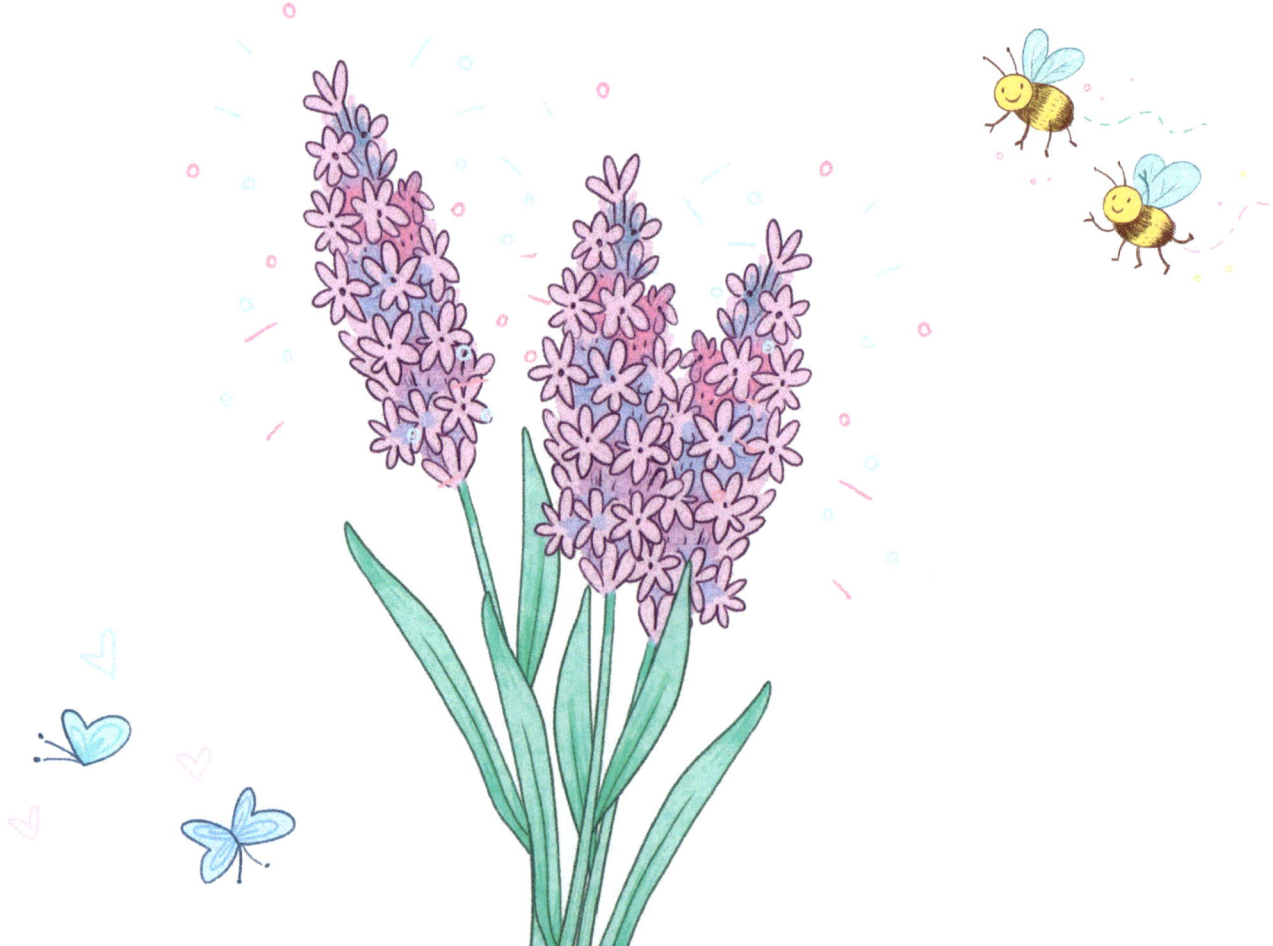

Fine

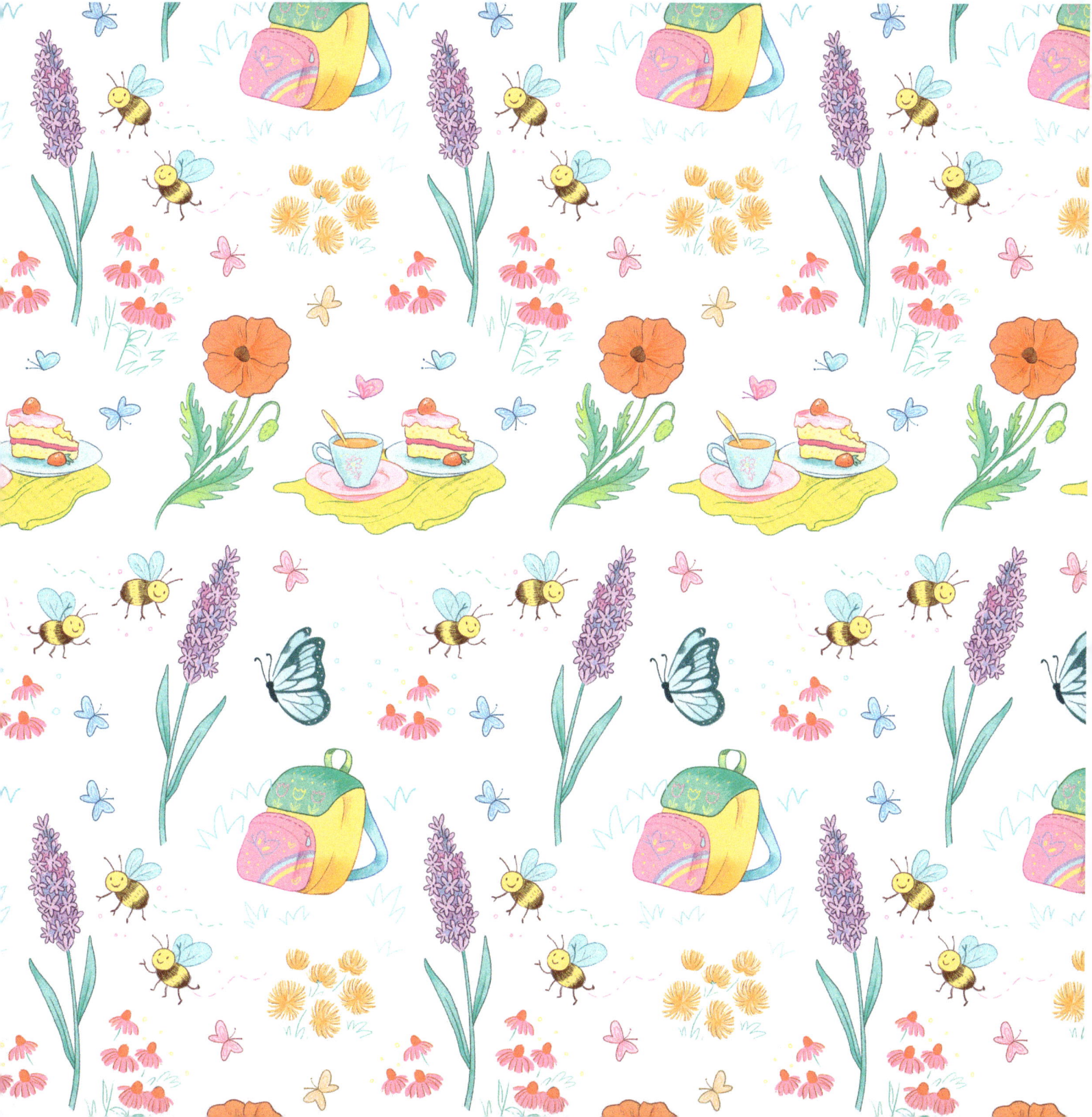

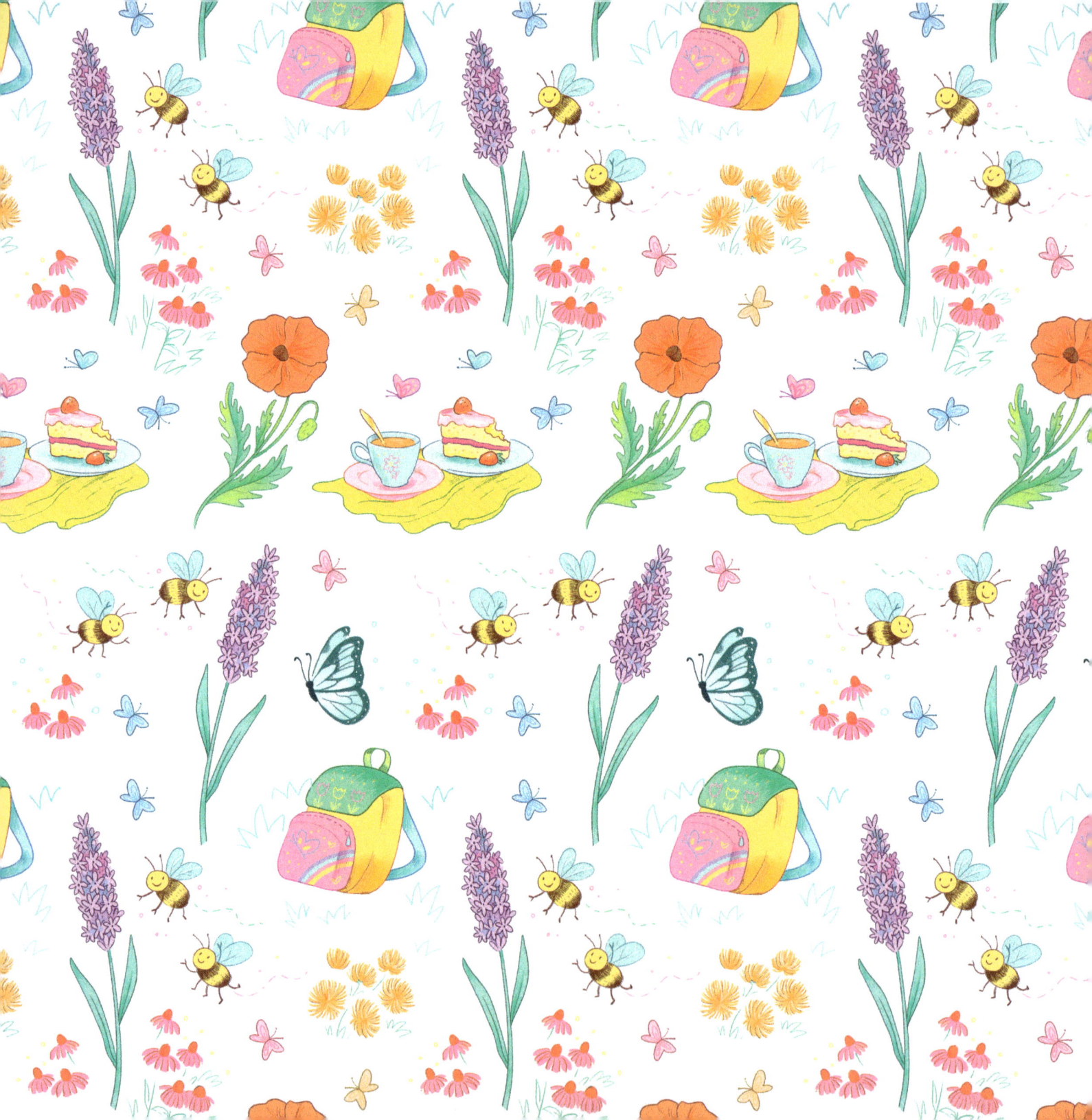